BEI GRIN MACHT SICH IHR
WISSEN BEZAHLT

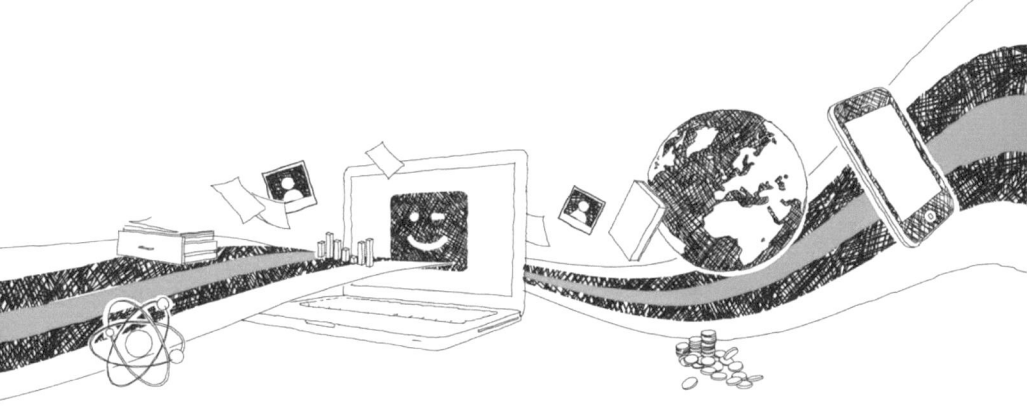

- Wir veröffentlichen Ihre Hausarbeit,
  Bachelor- und Masterarbeit

- Ihr eigenes eBook und Buch -
  weltweit in allen wichtigen Shops

- Verdienen Sie an jedem Verkauf

Jetzt bei www.GRIN.com hochladen
und kostenlos publizieren

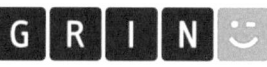

Heidi Durst

Einführung einer Raucherentwöhnung in einer Hausarztpraxis

GRIN Verlag

Bibliografische Information der Deutschen Nationalbibliothek:

Die Deutsche Bibliothek verzeichnet diese Publikation in der Deutschen National-
bibliografie; detaillierte bibliografische Daten sind im Internet über http://dnb.d-
nb.de/ abrufbar.

Dieses Werk sowie alle darin enthaltenen einzelnen Beiträge und Abbildungen
sind urheberrechtlich geschützt. Jede Verwertung, die nicht ausdrücklich vom
Urheberrechtsschutz zugelassen ist, bedarf der vorherigen Zustimmung des Verla-
ges. Das gilt insbesondere für Vervielfältigungen, Bearbeitungen, Übersetzungen,
Mikroverfilmungen, Auswertungen durch Datenbanken und für die Einspeicherung
und Verarbeitung in elektronische Systeme. Alle Rechte, auch die des auszugsweisen
Nachdrucks, der fotomechanischen Wiedergabe (einschließlich Mikrokopie) sowie
der Auswertung durch Datenbanken oder ähnliche Einrichtungen, vorbehalten.

Impressum:

Copyright © 2011 GRIN Verlag, Open Publishing GmbH
Druck und Bindung: Books on Demand GmbH, Norderstedt Germany
ISBN: 978-3-640-90986-5

Dieses Buch bei GRIN:

http://www.grin.com/de/e-book/171620/einfuehrung-einer-raucherentwoehnung-
in-einer-hausarztpraxis

GRIN - Your knowledge has value

Der GRIN Verlag publiziert seit 1998 wissenschaftliche Arbeiten von Studenten, Hochschullehrern und anderen Akademikern als eBook und gedrucktes Buch. Die Verlagswebsite www.grin.com ist die ideale Plattform zur Veröffentlichung von Hausarbeiten, Abschlussarbeiten, wissenschaftlichen Aufsätzen, Dissertationen und Fachbüchern.

Besuchen Sie uns im Internet:

http://www.grin.com/

http://www.facebook.com/grincom

http://www.twitter.com/grin_com

Heidi Durst

Einführung einer Raucherentwöhnung in einer Hausarztpraxis

Inhaltsverzeichnis

Einleitung 2

1. Eine mögliche Präventionsstrategien für eine häufige Indikation
   identifizieren und konkretisieren 3

2. Abschätzen des Umsetzungspotontials einer Raucherentwöhnung 5

3. Strukturierter Stufenplan für die Implementierung 7

4. Investitionsskostenrechnung: unter dem Aspekt- Kosten und Nutzen 9

5. Diskussion der Chancen und Risiken der Raucherentwöhnung in der
   Hausarztpraxis 12

1

Einleitung

Durch die erhöhte Lebenserwartung und die demografische Entwicklung der Bevölkerung soll die Prävention (und deren Maßnahmen) im deutschen Gesundheitswesen als „die vierte Säule" etabliert werden. Neben „der Kuration, Rehabilitation und Pflege" sollen insbesondere bei chronischen Erkrankungen, deren Schwere durch die Reduktion bekannter Risikofaktoren verbessert und der Verlauf abgemildert werden.

Prävention sei eine „zentrale Aufgabe ärztlichen Handelns"[1]. Neben der ärztlichen Berufsordnung erwähnt auch das Sozialgesetzbuch V die Prävention als einen integralen Bestandteil der hausärztlichen Versorgung.[2]

In dieser Arbeit soll zur Prävention des Rauchens und der Raucherentwöhnung Stellung genommen werden und die Implementierung eine Raucherentwöhnungsstrategie anhand des Curriculums der Bundesärztekammer[3] in einer Hausarztpraxis vorgestellt werden.

Gerade dem Bereich der Tabakentwöhnung und der Nikotinabhängigkeit wird eine große präventive Wirkung zugeschrieben, dennoch sind die Angebote zur aktiven Raucherentwöhnung von ärztlicher Seite in den Praxen der Ärzte für Allgemeinmedizin und hausärztlich tätigen Internisten bisher nur sehr gering vorhanden.

In dem zu diskutierenden Beispielen dieser Arbeit soll neben den besonders zu beachtenden Indikationen für Risikogruppen innerhalb der Patienten einer Hausarztpraxis deren mögliches Umsetzungspotential und damit die Erfolgsaussicht abgeschätzt werden.

Die Relation zwischen Kosten und Nutzen und die Kosten für die Investitionen aller beteiligten Seiten soll diskutiert und (soweit überhaupt möglich und sinnvoll) berechnet werden.

Dabei sollte nicht außer acht gelassen werden, dass die Kosten für die Beteiligten in unterschiedlicher Weise entstehen: auf der einen Seite für den in der Prävention tätige Hausarzt, auf der anderen Seite für den Patienten, der unter Umständen auch die Kosten zunächst zu tragen hat und zuletzt die gesetzlichen Krankenkassen, die bei ihren Mitgliedern für die Sicherstellung der Präventivmaßnahmen einschließlich derer Qualität und Finanzierung aufzukommen haben.

---

[1] http://www.bundesärztekammer.de/page.asp?his=1.117&all=true
[2] SGB V: § 73 Abs.4 in : Öffentliches Gesundheitswesen (2008), 15. Aufl., Beck-dtv, S. 83
[3] http://www.bundesaerztekammer.de/page.asp?his=1.117.1503.6213

1. Eine mögliche Präventionsstrategien für eine häufige Indikation identifizieren und konkretisieren

Raucherentwöhnung in der Hausarztpraxis

Zunächst sollte bei der Frage nach einer Präventionsstrategie überhaupt geklärt werden welche **Form der Prävention** durchgeführt werden soll.

Neben der Primärprävention wird die Sekundär- und Tertiärprävention unterschieden:

- Als **Primärprävention** werden alle Maßnahmen verstanden, die zur Verhütung von Krankheiten und zur Stärkung der Gesundheit durch eine gesundheitsfördernde Lebensweise führen, sie ist damit in erster Linie eine Verhaltensprävention.
- Die **Sekundärprävention** umfasst Maßnahmen zur Früherkennung von Krankheiten, wie z.b. Vorsorge- oder Früherkennungsuntersuchungen vor Krebs oder anderen chronischen Erkrankungen.
- Die **Tertiärprävention** umfasst alle Maßnahmen, die die Verschlimmerung von Krankheiten oder das Auftreten von Folgekrankheiten verhindert oder minimiert werden soll.[4]

Die geplante Raucherentwöhnung in der Arztpraxis kann – je nach Schwerpunkt- jeden der drei Bereiche der Prävention umfassen:

- als Primärprävention, wenn z.B. bei einem Patienten oder einer Gruppe von Patienten der Einstieg in den Tabakkonsum und die Nikotinabhängigkeit überhaupt verhindert werden soll, z.B. bei Jugendlichen und Heranwachsenden.
- Als Sekundärprävention z.B. bei jungen Rauchern, bei denen nach beginnenden Folgeerkrankungen des Rauchern gezielt gesucht werden kann, z.B. auf Veränderung der Lungenfunktion oder Anzeichen einer tabakassoziierten Krebserkrankung.
- Als Tertiärprävention, wenn bei Rauchern, die bereits an einer Folgeerkrankung des Tabakrauchens leiden, wie z.B. die chronisch obstruktiven Lungenerkrankung (COPD) oder Bestehen von weiteren von kardiovaskulären Risikofaktoren der Arteriosklerose. Somit können präventive Maßnahmen ergriffen werden, diese im Verlauf abzumildern oder -wie bei dem Risikofaktor des Rauchen- zu eliminieren.

Da in einer Hausarztpraxis nicht problemlos in allen drei Bereichen der Prävention zielgerichtet gearbeitet werden kann, soll über den „Zielgruppenansatz" diejenige zunächst günstigste Patientengruppe ermittelt werden, bei der ein „spezifischer Bedarf und oder eine spezifische Motivation vermutet wird" und damit die Erfolgsaussichten für einen Rauchstopp am Größten sind. Eine hilfreiche Einteilung des Patientenstammes einer hausärztliche Praxis kann durch eine grobe Einteilung in die Zielgruppen „der Kinder und Jugendlichen, Personen in der mittleren Lebensphase, alte

---

[4] Beske, F.(2005): Prävention -Ein anderes Konzept-, Schmidt und Klaunig, Kiel, S.16-17

Menschen, Frauen und Männer, sowie Erwerblose und Migranten" vorgenommen werden.[5]

Dabei ist es nicht immer einfach die richtige Zielgruppe (oder besser Gruppen) zu ermitteln, zumindest im Bereich der Primärprävention. Für die Bereiche der Sekundär- und Tertiärprävention sind als Auswahlkriterien zusätzlich „medizinische Indikatoren" sinnvoll. Bei diesem selektiven Ansatz werden die Personen/Patienten ermittelt, bei denen bereits die Vorstufen einer Erkrankung vorliegen, um sie gezielt einer indizierten Prävention zuzuführen. In der Praxis ist es dabei möglich verschiedene Merkmalskriterien zu kombinieren, um spezifisch und differenziert die Zielgruppe zu definieren.[6]

Für unserer Ansatz in einer Hausarztpraxis kann weiterhin die aktuelle medizinische Literatur weiterhelfen: in den jüngsten Veröffentlichungen wurden insbesondere die Gruppe der älteren männlichen Raucher benannt, die einen deutlichen „Aufhörwillen" aufweist, der aber der ein geeigneter ärztlich unterstützter Zugang zu einer Raucherentwöhnung fehlt.[7] Diese Motivation steigert sich insbesondere dann, wenn weitere Belastungen des Gesundheitszustandes auftreten, wie eine akute Erkrankung oder die Diagnose weitere Risikofaktoren.

Dem Ansatz der Tertiärprävention folgend wäre es somit sinnvoll, als primäre Zielgruppe in der hausärztlichen Praxis zunächst alle (männlichen) Patienten über 50 Jahre mit einer Lungenerkrankung wie z.b. die chronisch obstruktive Lungenerkrankung (COPD) und alle Patienten über 50 Jahre mit einem weiteren kardiovaskulären Risikofaktor zu ihren Rauchverhalten mittels eines strukturierten Kurzinterviews zu befragen und dies zu dokumentieren.

Um den Ansatz der Primär- und Sekundärprävention nicht ganz aus den Augen zu verlieren, können die für weitere Zielgruppen (z.B. Heranwachsende, die hausärztliche betreut werden oder rauchende Eltern mit kleinen Kindern, Schwangere, etc.) Informationsmaterialen zur Verfügung gestellt werden, die ermöglichen einen Beratungswunsch festzustellen, wie Informationsblätter, Flyer oder Hinweistafeln, die aber keiner weiterer zeitlichen Investition bedürfen.

---

[5] Deutscher Hausärzteverband, Barmer Ersatzkasse (2007): Hausarzt Handbuch Prävention, Med.Komm Verlag München, S. 55-66
[6] Vgl. Haisch, J; Hurrelmann, K; Klotz, T (2006): Medizinische Prävention und Gesundheitsförderung, Huber, Bern, S. 17-21
[7] Breitling, L; (et. al): Aufhörversuche und –wille bei älteren Rauchern, Dt. Ärzteblatt (2009), Jg 106, Heft 27, S.451-455

2. Abschätzen des Umsetzungspotentials einer Raucherentwöhnung

Um das Umsetzungspotential abzuschätzen sollten zunächst einige grundlegende Fragen seitens des Hausarztes, der ein Präventionsprogramm implementieren will geklärt werden:

- Besteht für die angebotene (Dienst)Leistung auf dem Gesundheitsmarkt vor Ort überhaupt ein Bedarf?
- Sind genügend „Kunden" vorhanden, die eine solches Angebot nachfragen und in Anspruch nehmen werden?
- Wer sind die potentiellen „Partner", Kapitalgeber, Lieferanten, aber auch Konkurrenten?
- Lohnt sich die Investition und anhand welcher Parameter soll der auch notwendige wirtschaftliche Erfolg gemessen werden?

Da kaum verlässliche epidemiologische Daten zur Verfügung stehen, die auch vor Ort hilfreich sein können, ist es zu einer ersten groben Abschätzung sinnvoll, direkt die „Kunden" (d.h. die Patienten einer Hausarztpraxis) vor Ort zu befragen, beziehungsweise deren Diagnose-Daten als Grundlage einer Beurteilung heranzuziehen.

Es erscheint unproblematisch und nicht weiter zeitaufwändig, z.B. die nächsten 100 Patienten der Praxis, die zur Sprechstunde erscheinen mit 3 strukturierten Fragen zu untersuchen:

1. Sind Sie Raucher?
2. Haben Sie schon mal über das Aufhören nachgedacht?
3. Wären Sie an einer Raucherentwöhnung in meiner Praxis interessiert?

Zusammen mit einer Analyse der o.g. Zielgruppen und der Daten der gestellten Diagnosen in der Praxis kann ein Bedarf abgeschätzt werden.

Um potentielle Partner/Kaptialgeber für die Umsetzung zu finden, lohnt es sich bei den Krankenkassen vor Ort zu informieren. Dabei ist die AOK als größte Kasse in der Regel auch der Ansprechpartner, da die AOK in der Regel in größeren Städten eigene Raucherentwöhnungsprogramme durchführt und für die Anerkennung der Therapeuten (für die Kostenerstattung der gesetzlich Versicherten) zuständig ist.

Auch Konkurrenten sind vor Ort zu beachten, da bei einen Überangebot von einer sinkenden Nachfrage zu rechnen ist. Hier ist neben persönlichen Kontakten zu Kollegen oder Beratungsstellen, im ärztlichen Qualitätszirkel auch der Blick in das Internet lohnend: weitere Anbieter (und damit Konkurrenten) von Raucherentwöhnungskursen können über 2 Stellen (Links) problemlos aufgefunden werden[8].

---

[8] http://www.rauchfrei.de/rauchen.htm http://www.anbieter-raucherberatung.de/suche.php

Generell ist zu sagen, dass das Angebot in größeren Städten für Raucherentwöhnungskurse ausreichend ist, aber in ländlichen Gegenden überhaupt kein Anbieter aufzufinden ist. Für spezielle Angebote im ärztlichen Rahmen wie eine professionelle Raucherentwöhnung mit ärztliche Leitung und einer evtl. zeitgleichen medikamentösen Unterstützung ist ein großer Bedarf und damit auch eine hohe Nachfrage bei wenig Konkurrenz anzunehmen.

Des weiteren ist für die Abschätzung der Umsetzungspotentiales die zusätzliche Arbeitsbelastung der Praxis, d.h. der Mitarbeiter und des Arztes mit zu bedenken.
Für den Hausarzt ist eine Weiterbildung mit einem Zeitaufwand ca. 25 Stunden von einschl. der Kosten, die sich derzeit auf ca. 150 Euro beziffern, zu veranschlagen. Durch die Kursleitung mit 6 Einheiten a 90 min. pro Woche ist eine Mehrarbeit einschließlich der Vorbereitung von 2 Stunden pro Woche einzurechnen.
Für die Praxismitarbeiter ist eine zeitliche Mehrbelastung für die Dokumentation und evtl. Vorarbeit (Auslage, Aushändigen von Flyern, Infoblättern, kurze Vorinformation der Interessenten, Dokumentation und Abbrechung der Kosten, Rechnungsstellung) zu erwarten.
An Kursmaterialien können strukturierte Manuale verwendet werden, die einschließlich CD-ROM die Arbeitblättern vorbereitet anbieten, hier belaufen sich die Kosten der Anschaffung auf 25 Euro.
Weiterhin kann ein Gerät zur CO Messung angeschafft werden, das zwar für die Kursinhalte nicht zwingend notwendig, aber sehr eindrücklich für die Vermittlung der gefährlichen Inhaltsstoffe des Rauchens ist.
Davon ausgehend, dass im Jahr 6 Kurs angeboten werden sollen, die jeweils 6 Kurseinheiten (von 90 min) umfassen und von 6-8 Kursteilnehmern besucht werden können, sind pro Jahr für max. ca. 50 Patienten ein Angebot zur Raucherentwöhnung vorhanden.
Die Kurskosten belaufen sich für den gesamten Kurs (bei 6 Einheiten) auf ca. 250 Euro und werden (bei Anerkennung durch die AOK) den Teilnehmer bei dem vollständigen Besuch aller Einheiten in der Regel von den gesetzlichen Kassen zurückerstattet.

# 3.	Strukturierter Stufenplan für die Implementierung

Nach der positiv ausgefallenen Entscheidung für Investition der Hausarztpraxis für die Implementierung einer Raucherentwöhnung (nach den Leitlinien der AMWF)[9] soll nun ein Zeit- und Stufenplan zur deren Umsetzung eingeführt werden. Hier ist es sinnvoll dieses Konzept in den Ablauf der Arbeitsprozesse im Alltag der Praxis einzubinden. Gute Konzepte finden sich im Bereich des QM Managements, so dass z.B. auf das „PDCA Modell" zugegriffen werden kann. Somit wäre ein kontinuierlicher Ansatz zu Implementierung und zu der ständigen Überprüfung und Verbesserung gegeben. Neben der anschaulichen Darstellung z.B. als Flussdiagramm, die ebenfalls aus dem QM stammen, kann auch ein Zeitplan zur Einführung der Raucherentwöhnung entworfen werden.[10]

Als sinnvolle Schritte sollen durchlaufen werden: Eine Vorbereitungsphase, eine Informationsphase, eine (erste) Erprobungsphase, Veröffentlichungs-Werbephase, die Umsetzung in allen Praxisbereichen und die endgültige Einführung, mit ständiger Rückmeldung entsprechend dem „PDCA Modell".

• In der **Vorbereitungsphase** (ca. 2 Monate) sind zunächst die Weiterbildung und der Erwerbs des Curriculums der Bundesärztekammer durch den Hausarzt und die Anerkennung durch die AOK zur Kostenerstattung der Kursgebühren für die Teilnehmer erforderlich. Zusätzlich müssen die notwendigen Kursmaterialien (Bücher, Informationsblätter, Flyer, Plakate und Medikamenten Informationsmaterialen etc.) bestellt werden. Ebenso ist zu klären in welchen Räumlichkeiten (z.B. das Wartezimmer oder der Eingangsbereich der Praxis) der Kurs stattfinden kann.

• In der **Informationsphase** (ca. 1 Monat) werden zunächst die Praxismitarbeiter informiert, eine motivationsfördernde Darstellung ist sinnvoll (also nicht: „es gibt hier etwas Neues und das macht viel Mehrarbeit", sondern „eine Raucherentwöhnung ist für die Zufriedenheit und Gesundheit unserer Patienten und damit auch für unsere Praxis wichtig, die Mehrarbeit entsteht zwar am Anfang für alle Mitarbeiter, sie wird sich aber im Praxisalltag nicht wesentlich bemerkbar machen, da die Kurse am Abend stattfinden werden"). Über den Inhalt und den geplanten Ablauf in 6 Kurseinheiten einschl. des 1. Kurstermins sollten die Mitarbeiter ebenfalls umfassend aufgeklärt werden, da sie für evtl. Rückfragen von Interessenten zur Verfügung stehen müssen.
Für die Patienteninformation werden entsprechend den o.g. Kriterien der Tertiärprävention und Zielgruppen von ärztlicher Seite aus alle (männlichen) Patienten über 50 Jahre mit der Diagnose eine COPD und/oder bei dem Vorliegen eines Risikofaktors der Arteriosklerose auf ihr Rauchverhalten angesprochen und auf das Angebot der Raucherentwöhnung in der Praxis aufmerksam gemacht. Für die anderen Zielgruppen der Primär- und

---

[9]	AMWF online: Leitlinien der deutschen Gesellschaft für Pneumologie und Beatmungsmedizin, Tabakentwöhnung bei COPD, http://www.uni-duesseldorf.de/ll/

[10]	Vgl: Kahla-Witzsch, H. (2005): Praxiswissen Qualitätsmanagement, Kohlhammer, Stuttgart, S.37,169,170-174

Sekundärprävention sind zunächst die ausgelegten Informationsmaterialien und bei Bedarf der Kontakt zur Arzthelferin vorgesehen.

- In der **ersten Erprobungsphase** (ca. 2 Monate) sollte der erste Kurs stattfinden, zu einem festgesetzten Zeitpunkt, auch wenn nicht alle Kursplätze belegt sind, da es hier zunächst um die Überprüfung des Ablaufes der 6 Kursmodule geht und erste Erfahrungen gesammelt werden sollten. Kritisch sollte auch mit Problemen und Fehlern sowie Rückmeldungen der Kursteilnehmer umgegangen werden, einschl. deren Dokumentation und Lösungstrategien.

- In der **Veröffentlichungs- und Werbephase** (ca. 2-3 Monate) geht es darum genügend Patienten (Kunden?) für die geplanten Kurseinheiten in Zukunft zu akquirieren. Neben der Ausweitung und Veränderung der Zielgruppen und das aktivere ärztliche Beraten von z.B. auch rauchenden Frauen über 50 Jahre mit Risikofaktoren oder COPD können die o.g. Weblinks genutzt werden, um als Anbieter gezielt im Internet auffindbar zu sein. Weitere Werbestrategien wie Kontakte zu Suchtberatungsstellen, den örtlichen Krankenkassen oder eine Informationsveranstaltung sind zwar mit mehr Zeitaufwand verbunden, aber dienen auch dazu einen längerfristigen Kundenzustrom sicherzustellen.

- Die **endgültige Umsetzung** (ca. 1 Jahr) in allen Praxisbereichen dient dazu zu einem Organisationsplan zu kommen, damit die geplanten 6 Kurs pro Jahr gezielt und mit möglichst voller Kursauslastung stattfinden kann. Feste Vorgaben und Termine wie „Kursbeginn ist jeden 2. Monat am 1. Donnerstag" mit festen Terminkalender und Platzvergabe durch die Arzthelferinnen sind notwendig, aber auch die Organisation der Informationsmaterialien und deren Beschaffung. Die Abrechung und Rechnungsstellung einschl. des Zahlungseingangs in den Abrechnungsalltag ist ebenfalls zu überprüfen. Am Ende des 1. Jahres sollte kritisch die Kosten Nutzen Relation geprüft werden, die sollte auch mit den Praxismitarbeitern bei einer Teambesprechung diskutiert werden.

4. Investitionskostenrechnung: unter dem Aspekt- Kosten und Nutzen

Dass das Tabakrauchen und die Nikotinentwöhnung in der Gesundheitsprävention einen hohen Stellenwert haben ist und bleibt unumstritten. Dennoch ist das Rauchen in der Bevölkerung weit verbreitet und die Motivation hier eine Veränderung herbeizuführen ist auf allen gesellschaftlichen Ebenen wenig spürbar: es ist und es bleibt eine Illusion dass „Prävention Spaß macht" und „sich das Rauchen abzugewöhnen macht keinen Spaß"![11]

Mit diesen Argumenten aber ist kein einzelner Raucher zu einer Verhaltensänderung bereit und Prävention ist vor allem neben der Einsicht eine Veränderung im (Risiko)Verhalten.

Aus diesem Grunde sollten zunächst alle die Argumente aufgefunden werden, die für alle Beteiligten – Patient, Hausarzt und Krankenkasse - bei unserem Beispiel der Raucherentwöhnung in einer Arztpraxis beteiligt sind, auch nachvollziehbar, stichhaltig und motivierend sind: Was nutzt es mir persönlich ? Was bringt es mir konkret, außer einem zukünftigen Nutzen, den ich jetzt nicht fassen kann, zum Beispiel in Geldwerten?

Diese **direkte Berechnung von Kosten** und Nutzen bewertet den zusätzlichen Ressourcenverzehr, der unmittelbar mit der Anwendung bzw. mit der Ausführung der Behandlung, hier der Raucherentwöhnung verbunden ist.[12]

Eine Einschätzung der **indirekten Kosten** (und des Nutzens) auf den Einzelfall eines einzelnen Patienten (hier: ein Raucher) sind in der Hausarztpaxis im Alltag nicht abschätzbar oder messbar.

Die Darstellung **intangibler Kosten** und Nutzen sind nur für gesundheitsökonomische Evaluationsstudien für größere Populationen oder Patientengruppen sinnvoll. Die Vernachlässigung intangibler Kosten würde aber die Kosten Effektivität der präventiven und gesundheitsfördernden Maßnahmen daher überschätzen![13]

Für **den Patienten** sind bei einem Raucher zuerst die täglichen Kosten für die Zigaretten einfach zu errechnen: bei den derzeitigen Preisen einer Schachtel mit ca. 20 Zigaretten entstehen je nach Marke Kosten zwischen 4,50 und 5,50 Euro. Bei einem durchschnittlichen Konsum eines süchtigen Rauchers von 20 - 40 Zigaretten am Tag lassen die die täglichen Kosten des Zigarettenkonsums schnell ausrechnen: ca. 5 - 10 Euro (vereinfacht), eine Hochrechnung pro Monat auf ca. 150 - 300 Euro, pro Jahr auf 1800 - 3600 Euro. Es ist problemlos

---

[11] Beske, F.(2005): a.a.O., S.19

[12] Vgl: Gesundheitsökonomische Evaluationsforschung (2008): Modul 3, Text 29, S. 16-17, Lehrtexte Studiengang Master of Health Administration, Universität Erlangen-Nürnberg

[13] Kolip, P; Müller, V.(2009): Qualität von Gesundheitsförderung und Prävention, Kapitel: Die gesunheitsökonomische Evaluation von Gesundheitsförderung und Prävention, Huber, Bern, S.350

im täglichen Patientenkontakt dies den rauchenden Patienten mal selber durchrechnen zu lassen!

Dem gegenüber sind die Kosten für die Raucherentwöhnung zu stellen: zunächst die Kursgebühr von 250 Euro als „IGEL Leistung", die ggf. von der gesetzlichen Krankenkasse erstattet wird! Für diejenigen Raucher, die einfach so aufhören wollen, nach der „Schlusspunktmethode" und dazu keinen Arzt und keine professionelle Raucherentwöhnung benötigen, tritt jetzt sofort der materielle Nutzen der Ersparnis ein, für diejenigen, die es etwas anders haben wollen, ist ein Kursbesuch ärztlich empfehlenswert.

Für richtige süchtige Raucher mit einer starken Nikotinabhängigkeit ist eine zusätzlich medikamentös unterstützte Entwöhnung sinnvoll: die Kosten für die Nikotinersatzpräparat werden von den gesetzlichen Krankenkassen nicht getragen und müssen selber bezahlt werden. Eine genaue Berechnung ist an den Einzelfall gebunden und nicht pauschal ermittelbar. Für die Beratung eines einzelnen Rauchers sollte jedoch zur Darstellung des Nutzens immer als Bezugsgröße die Kosten der Zigaretten auf die Kosten der Behandlung „hochgerechnet" werden.

Für den **Hausarzt** sind zunächst die Kosten der Weiterbildung (s.o.) von 150 Euro zu tragen, sowie die Anschaffungskosten der Werbe- und Arbeitsmaterialien von ca. 100 Euro, sowie eines evtl. CO Messgerätes von ca. 300 Euro.

Für die Kurse ist weiterhin ein Kursraum notwendig, insofern nicht ein bereits vorhandener Raum in der Praxis genutzt werden kann.

Die zusätzliche Arbeitszeit pro Kurseinheit mit 90 min. ist einschließlich der Vorbereitungszeit auf 120 min. pro Woche zu veranschlagen und sollte mit in die Kostenrechnung einbezogen werden. Als Berechnungsgrundlage kann eine vergleichbarer Stundenlohn einer gleichwertigen ärztlichen Tätigkeit herangezogen werden, z.B. 85 Euro (brutto) Vergütung bei der ärztlichen Gutachtenserstellung.

Letztendlich sind auch die Lohnkosten für den Arbeitsaufwand der Rechnungsstellung und Verbuchung, die Ausstellung von Bescheinigungen, Kurzberatung von Interessenten in der Praxis, Telefonverkehr durch die Arzthelferinnen zu berücksichtigen, die zunächst kaum abschätzbar sind und erst nach der „ersten Erprobungsphase" deutlicher werden. Eine pauschale Einschätzung kann diesem Posten Rechnung tragen.

Für die **gesetzliche Krankenkasse** entstehen zunächst laut der gesetzlichen Vorschriften zunächst keine Kosten, denn es gibt keine Verpflichtung der Kassen eine Raucherentwöhnung anzubieten oder die Kosten zu erstatten. In der Praxis allerdings sind die meisten Krankenkassen bereit, die Kursgebühren bei regelmäßiger Teilnahme an einem Kurs zurückzuerstatten.

Dies muss allerdings von den einzelnen Versicherten vor Kursbeginn mit seiner Krankenkasse geklärt werden und der Therapeut (und sein Verfahren) muss die

Anerkennung der Krankenkassen zur Kostenerstattung (in der Regel durch die örtliche AOK) erhalten haben.

Folgende Berechnung kann nun erstellt werden:

Personengruppe:	Investitionskosten: (Kosten)	Einnahme/ Einsparungen:	Gewinn: (Nutzen)
Hausarzt	1. **Kosten der Weiterbildung:** 150,00 €	Kursgebühr - Einnahmen:	
	2. **Arbeitsmaterialien:** ca. 100,00 € 3. **Arbeitszeit** pro Kurs, 2x 6 h, a 85 €: 1020,00 €	Bei **6** Teilnehmern: Gesamt: 1500,00 €	**Gewinn: 30,00€** oder
	4. **Arbeitszeit der Helferin, Verwaltung:** pauschal pro Kurs geschätzt: 200,00 €	Bei **8** Teilnehmern: Gesamt: 2000,00 €	**Gewinn: 530,00€**
	Gesamt: 1470,00 €		
Patient	**Kursgebühr:**ca. 250,00 € **Kosten der Medikamente:** (variabel) Nicotinersatz: ca. 200,00 € oder orale Medikamente: ca. 300,00 €	**„Einsparungen"** der Zigaretten: bei 20 Zigaretten/Tag: 5,00 €/Tag bei 40 Zigaretten/Tag: 10,00 €/Tag	**Zunächst keiner!** Gewinn besteht nur in der „virtuellen Aufrechnung", sowie den „ideellen Zielen"
Krankenkasse	**Erstattung der Kursgebühr pro Mitglied:** Ca. 250,00 €	Nicht abschätzbar, indirekte, intangible Kosten	**? nicht abschätzbar**

Abb. 1.: Kosten-Nutzen Analyse der Raucherentwöhnung in der Hausarztpraxis

5. Diskussion der Chancen und Risiken der Raucherentwöhnung in der Hausarztpraxis

Aus der **Sicht eines Hausarztes** ist die Einführung einer Raucherentwöhnung in seine Praxis Erfolg versprechend: in finanzieller Hinsicht (als so genannte „IGEL-Leistung") sind bereits im ersten, d.h. im ersten Kurs der Erprobungsphase ist bei einer Teilnehmerzahl von 8 Kursteilnehmern ein Gewinn zu erwarten. Bei der Planung von 6 Kursen in einem Jahr sind bei eine Vollbelegung ein Gewinn von 3180,00 € zu erwarten. Auf der anderen Seite ist zunächst eine Vorleistung zu erbringen, d.h. vor allem in Form einer weiteren Arbeitsbelastung, denn es muss zunächst eine Weiterbildung (Curriculum der Bundesärztekammer mit 25 Stunden) absolviert werden, außerdem entsteht eine zeitliche Mehrbelastung bei 2 Wochenstunden durch die Kurstermine einschließlich der Vorbereitungszeit.
Die weiteren Investitionskosten in die Arbeitsmaterialien und Arbeitszeit für Asissitenzpersonal sind als eher geringwertig einzuschätzen. Das Risiko, aber ob das Angebot der Raucherentwöhnung letztendlich ein Angebot auf dem Gesundheitsmarkt ist, dass sinnvoll ist und von den Patienten angenommen wird, liegt letztendlich alleinig bei dem Hausarzt und ist schwer abzuschätzen.

Für die **Patientenseite** stellen sich die Überlegungen ganz anderes dar: der Patient muss bei einer gewünschten Raucherentwöhnung zunächst in die Vorleistung treten: in finanzieller Hinsicht für die Kurskosten der Entwöhnung (ohne Garantie der Kostenübernahme durch die Krankenkasse) und in jedem Fall, falls er es wünscht für die Kosten einer Nicotinersatztherapie. Die Aufrechnung und Gegenüberstellung zu den entstehenden Kosten bei Kauf der täglichen gerauchten Zigarettenmenge ist insofern „unrealistisch" da es sich hier nicht um einen Gewinn, sondern nur um „eingesparte Kosten" handelt. Es ist damit eigentlich eine unrealistische, virtuelle Aufrechnung, die aber motivationsfördernd ist. Eine Raucherentwöhnung würde aber sicher kein Patient rein aus diesen Gesichtspunkten durchführen, so dass auch die Betonung von anderen, der Gesundheit förderlichen Zielen (im Sinne der Prävention) wichtig sind, vor allem auch der von ärztlicher Seite dringende Hinweis, dass es sich um eine Suchterkrankung und keine „Lifestyle" Erscheinung handelt.[14]

Für die **Seite der Krankenkasse** ist die gesetzliche Grundlage derzeit eindeutig: es besteht keine Verpflichtung, dass die Krankenkasse für die Kosten der Raucherentwöhnung aufkommen muss. Dennoch ist bei den allermeisten gesetzlichen Krankenkassen nach vorheriger Klärung eine Kostenerstattung des Kurses möglich. Für die Kosten der medikamentösen Nicotinersatztherapie kommen die Krankenkassen derzeit nicht auf, auch nicht als „Kann-Leistung". Das es dennoch seitens der Krankenkassen eine Unterstützung (der Prävention) der Raucherentwöhnung hängt mit der hohen Übereinstimmung

---

[14] Vgl: Batra, A(2009): Rauchen - Krankheit oder Lifestyle - Editorial, Dt. Ärzteblatt, Jg 106, Heft 27, S.449-450

zusammen, dass die Prävention des Folgeerkrankungen des Rauchens medizinisch sinnvoll ist und einen hohen Stellenwert hat.

Abkürzungsverzeichnis:

AOK: Allgemeine Orts Krankenkasse

CO: Kohlenmonoxid

COPD: chronic obstructive pulmonary disease

IGEL: individuelle Gesundheitsleistung

PDCA : „Plan, Do, Check, Act"

QM: Qualitätsmanagement

Literaturverzeichnis:

Batra, Anil (2009): Rauchen - Krankheit oder Lifestyle - Editorial, Dt. Ärzteblatt, Jg 106, Heft 27

Beske, Fritz (2005):
Prävention - Ein anderes Konzept-, Schmidt und Klaunig, Kiel, Schriftenreihe/ Fritze Beske Institut für Gesundheit System Forschung, Band 103

Breitling, Lutz; Rothenbacher, Dietrich; Stegmaier, Christa; Raum, Elke; Brenner, Herrmann (2009):
Aufhörversuche und –wille bei älteren Rauchern, Dt. Ärzteblatt (2009), Jg 106, Heft 27, S.451-455

Deutscher Hausärzteverband e.V., Barmer Ersatzkasse (2007):
Hausarzt Handbuch Prävention, Das Handbuch zur Prävention, Umsetzung in der Hausarztpraxis, Med.Komm Verlag München

Haisch, Jochen, Hurrelmann, Klaus, Klotz, Theodor (2006):
Medizinische Prävention und Gesundheitsförderung, Huber, Bern

Kahla-Witzsch, Heike Anette (2005): Praxiswissen Qualitätsmanagement im Krankenhaus , Kohlhammer, Stuttgart

Kolip, Petra; Müller, Veronika (2009):
Die gesundheitsökonomische Evaluation von Gesundheitsförderung und Prävention, in: Qualität von Gesundheitsförderung und Prävention, Huber, Bern

Lehrtexte Studiengang Master of Health Administration, Universität ErlangeNürnberg, Gesundheitsökonomische Evaluationsforschung (2008): Modul 3, Text 29

SGB V: Öffentliches Gesundheitswesen (2008), 15. Aufl., Beck-dtv, München

Literatur aus dem Internet (online Form):

AMWF online: Leitlinien der deutschen Gesellschaft für Pneumologie und Beatmungsmedizin, Tabakentwöhnung bei COPD, http://www.uni-duesseldorf.de/II/

AOK- die Gesundheitskasse: http://www.aok-gesundheitspartner.de

Bundesärztekammer: www.bäk.de (Stichworte: Ärzte, Prävention, Tabakkontrolle, „Curriculum Qualifikation Tabakentwöhnung":
http://www.bundesärztekammer.de/page.asp?his=1.117&all=true
http://www.bundesaerztekammer.de/page.asp?his=1.117.1503.6213

www.rauchfrei.de: Raucherentwöhungshilfen, Verzeichnis
Raucherentwöhnungsanbieter; http://www.rauchfrei.de/rauchen.htm

www.anbieter-raucherberatung: DKFZ (Deutsches Krebsforschungszentrum),
BzgA (Bundeszentrale für gesundheitliche Aufklärung), Anbieter Suche:
http://www.anbieter-raucherberatung.de/suche.php